Guía Definitiva De La Dieta Cetogénica

El Libro De Cocina Práctico Para Perder Peso
Sin Renunciar A Sus Platos Favoritos

Amanda Brooks

Paloma Fuentes

se incurra como resultado del uso de la información contenida en este documento, incluyendo, pero no limitado a, — errores, omisiones o inexactitudes

Tabla Of Contenido

RECETAS DE BATIDOS Y DESAYUNO

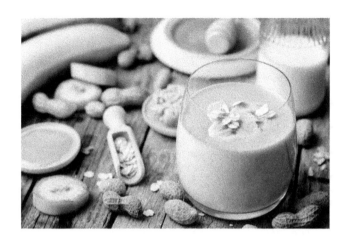

Cupcakes de chocolate de chía

ingredientes:

- 1.25 taza de harina de almendras1/4 taza de cacao en polvo sin endulzar
- 1.5 cucharaditas de polvo de hornear
- 1/4 cucharadita de sal
- 1/2 taza de Erythritol
- 1/3 taza de leche
- 2 huevos enteros grandes
- 1 cucharadita de extracto de vainilla
- 1/2 taza de mantequilla
- 1/2 taza de chips de chocolate sin azúcar
- 2 cucharadas de semillas de chía
-

Indicaciones:

1. Precaliente el horno a 350F.
2. Mezcle la harina de almendras, el cacao en polvo, el polvo de hornear y la sal en un tazón.
3. Batir huevos, mantequilla, vainilla y eritritol en un tazón separado. Agregue gradualmente la leche.
4. Revuelva la mezcla húmeda en los ingredientes secos.
5. Doble las chispas de chocolate y las semillas de chía.
6. Cubra una sartén de muffins de 6 orificio con spray antiadherente.
    7. Divida la masa en la sartén y hornee durante 25 minutos.

Tiempo de preparación: 10 minutos

Tiempo de cocción: 25 min   Porciones:6

Valores nutricionales:

- Grasa: 23 g.
- Proteína: 8 g.
- Carbohidratos: 8 g.

Pan de queso Keto

ingredientes:

- 1 taza de harina de almendras
- 1 cucharadita de polvo de hornear
- 1/4 cucharadita de sal
- 1/3 taza de leche
- 2 huevos enteros grandes
- 1/3 taza de queso crema, suavizado
- 1/2 taza de parmesano rallado

Tiempo de preparación: 10

minutos Tiempo de

cocción: 25 min

Porciones:6

Valores nutricionales:

- Grasa: 16 g.
- Proteína: 9 g.
- Carbohidratos: 6 g.

Indicaciones:

1. Precaliente el horno a 350F.

2. Mezcle la harina de almendras, el polvo de hornear y la sal en un tazón.

3. Batir los huevos y el queso crema en un tazón separado. Agregue gradualmente la leche.

4. Revuelva la mezcla húmeda en los ingredientes secos.

5. Doble el parmesano rallado.

6. Cubra una lata de muffins de 6 agujeros con spray antiadherente.

7. Divida la masa en la sartén y hornee durante 25 minutos.

Cupcakes Mango-Cayena

Tiempo de preparación: 10 minutos Tiempo de

cocción: 25 min Porciones:6

Valores nutricionales:

Grasa: 25 g.

Proteína: 8 g.

Carbohidratos: 7 g.

ingredientes:

- 1 taza de harina de almendras
- 1/2 taza de harina de coco
- 1 cucharada de comida de lino
- 1/2 cucharadita de Cayena
- 1 cucharadita de polvo de hornear
- 1/4 cucharadita de sal
- 1/2 taza de Erythritol
- 1/3 taza de leche
- 2 huevos enteros grandes
- 1/2 taza de jalea de mango sin azúcar
- 1/2 taza de mantequilla, ablandada

Indicaciones:

1. Precaliente el horno a 350F.

2. Mezcle la harina de almendras, la harina de coco, el polvo de hornear, la comida de lino, la cayena y la sal en un tazón.

3. Batir huevos, jalea de mango, mantequilla y eritritol en un tazón separado. Agregue gradualmente la leche.

4. Revuelva la mezcla húmeda en los ingredientes secos.

5. Cubra una sartén de muffins de 6 orificio con spray antiadherente.

6. Divida la masa en la sartén y hornee durante 25 minutos.

Keto Ciabatta

ingredientes:

- 1 taza de harina de almendras

Tiempo de preparación: 1 hora

Tiempo de cocción: 30 minutos Porciones:8

Valores nutricionales:

- Grasa: 11 g.
- Proteína: 3 g.
- Carbohidratos: 4 g.
- 1/4 de taza de polvo de cáscara de psyllium
- 1/2 cucharadita de sal
- 1 cucharadita de polvo de hornear
- 3 cucharadas de aceite de oliva
- 1 cucharadita de jarabe de arce
- 1 cucharada de levadura seca activa
- 1 taza de agua tibia
- 1 cucharada de romero picado

Indicaciones:

1. En un tazón, mezcle agua tibia, jarabe de arce y levadura. Déjelo durante 10 minutos.

2. En un tazón separado, mezcle la harina de almendras, el polvo de cáscara de psyllium, la sal, el romero picado y el polvo de hornear.

3. Agregue el aceite de oliva y la mezcla de levadura en los ingredientes secos hasta que se forme una masa suave.

4. Amasar la masa hasta que quede suave.

5. Divida la masa en 2 y dé forma a bollos.

6. Poner ambos bollos en una bandeja para hornear forrada con pergamino. Dejar reposar durante una hora.

7. Hornee durante 30 minutos a 380F.

1.

Magdalenas de chocolate

Porción: 10 muffins

Porción: 10 muffins Valores Nutricionales:

Calorías: 168.8,

Grasa total: 13,2 g, Grasa saturada: 1,9 g, Carbohidratos: 19,6 g,

Azúcares: 0,7 g,

Proteína: 6,1 g

- ingredientes:
- 2 cucharaditas de crema de tartar
- 1/2 taza de Erythritol
- 1 cucharadita de canela
- Aceite de coco, para engrasar

Ingredientes húmedos:

- Aguacates medianos de 2 oz, pelados y sin semillas
- 4 Huevos
- 15-20 gotas Stevia Gotas

- 2 cucharadas de leche de coco

Ingredientes secos:

- 1 taza de harina de almendras

- 1/3 taza de harina de coco

- 1/2 taza de cacao en polvo

- 1 cucharadita de bicarbonato de sodio

Indicaciones:

1. Precalentar el horno a 350F / 175C. Engrase las tazas de muffins con aceite de coco y forre la lata de muffins.
2. Agregue los aguacates a su procesador de alimentos y pulse hasta que estén suaves. Añadir los ingredientes húmedos, pulse para combinar hasta que estén bien incorporados.
3. Combine los ingredientes secos y agregue al proceso de alimentos y al pulso para combinar y verter la masa en la lata de muffins.
4. Hornee en el horno precalentado durante unos 20-25 minutos.
5. Una vez crujiente y horneado, retirar del horno y dejar enfriar antes de servir.

Pan de taza de keto

Tiempo de

preparación: 2

minutos Tiempo de

cocción: 2 porciones

mínimas:1

Valores nutricionales:

- Grasa: 37 g.
- Proteína: 15 g.
- Carbohidratos: 8 g.

ingredientes:

- 1/3 taza de harina de almendras
- 1/2 cucharadita de polvo de hornear
    - 1/4 cucharadita de sal
    - 1 Huevo entero
    - 1 cucharada de mantequilla derretida

Indicaciones:

1. Mezcle todos los ingredientes en una taza apto para microondas.

2. Microondas durante 90 segundos.

3. Fresco durante 2 minutos.

Bollos de licuadora Keto

Tiempo de preparación: 5

minutos Tiempo de

cocción: 25 min

Porciones:6

Valores nutricionales:

- Grasa: 18 g.
- Proteína: 8 g.
- Carbohidratos: 2 g.

ingredientes:

- 4 huevos enteros
- 1/4 de taza de mantequilla derretida
- 1/2 cucharadita de sal
- 1/2 taza de harina de almendras

- 1 cucharadita de mezcla italiana de especias

Indicaciones:

1. Precaliente el horno a 425F.
2. Pulse todos los ingredientes en una licuadora.
3. Divida la masa en una lata de muffins de 6 hoyos.
4. Hornee durante 25 minutos.

Galletas de centeno

ingredientes:

- 1 taza de harina de centeno
- 2/3 taza de salvado
- 2 cucharaditas de polvo de hornear
- 3 cucharadas de aceite vegetal
- 1 cucharadita de extracto de malta líquida
- 1 cucharadita de vinagre de manzana
- 1 taza de agua
- Sal al gusto

Tiempo de preparación: 10 minutos

- Tiempo de cocción: 15 minutos
- Porciones: 10

Valores nutricionales:

- Calorías 80
- Carbohidratos totales 10,4 g
- Proteína 1,1 g
- Grasa total 4,3 g

Indicaciones:

1. Combine la harina con salvado, polvo de hornear y sal.

2. Vierta aceite, vinagre y extracto de malta. Mezcle bien.

3. Amasar la masa, añadiendo gradualmente el agua.

4. Divida la masa en 2 partes y despliegue con un rodillo de aproximadamente 0,1 pulgadas de espesor.

5. Cortar (usando un cuchillo o cortador de galletas) las galletas de forma cuadrada o rectángulo.

6. Forre una bandeja para hornear con papel pergamino y colóquela las galletas

7. Hornee a 390°F durante 12-15 minutos.

Galletas con semillas de lino

ingredientes:

- 2 cucharadas de semillas de lino
- 1/3 taza de leche
- 2 cucharadas de aceite de coco
- 1 taza de harina de coco
- 1/2 cucharadita de polvo de hornear
- 1 cucharadita de eritritol

Tiempo de preparación: 20 minutos

Valores nutricionales:

- Tiempo de cocción: 20 minutos
- Porciones: 10
- Calorías 104
- Carbohidratos totales 10,8 g
- Proteína 3 g
- Grasa total 5,9 g

Indicaciones:

1. Combine la harina con semillas de polvo de hornear, eritritol y lino.

2. Añadir gradualmente leche y aceite y amasar la masa.

3. Envuelva la masa en una envoltura de plástico y colótelo en la nevera durante 15 minutos.

4. Divida la masa en 2 partes y despliegue con un rodillo de aproximadamente 0,1 pulgadas de espesor.

5. Corta triángulos.

6. Forre una bandeja para hornear con papel pergamino y colóquela las galletas.

7. Hornee a 390°F durante 20 minutos.

Jugosas y tiernas chuletas de cerdo al horno

Tiempo de preparación: 10 minutos Tiempo de cocción: 35 minutos Servir: 4

ingredientes:

- 4 chuletas de cerdo, deshuesadas
- 2 cucharadas de aceite de oliva
- 1/2 cucharadita de condimento italiano
- 1/2 cucharadita de pimentón
- 1/2 cucharadita de ajo en polvo
- 1/4 cucharadita de pimienta
- 1/2 cucharadita de sal marina

Indicaciones:

1. Precalentar el horno a 375 F.
2. En un tazón pequeño, mezcle el ajo en polvo, el pimentón, el condimento italiano, la pimienta y la sal.
3. Cepille las chuletas de cerdo con aceite y frote con la mezcla de ajo en polvo.
4. Coloque las chuletas de cerdo en una bandeja para hornear y hornee en un horno precalentado durante 30-35 minutos.

5. Sirva y disfrute.

Valor nutricional (cantidad por porción):

Calorías 320

Grasa 27 g

Carbohidratos 0,5 g

Azúcar 0,2 g

Proteína 18 g

Colesterol 69 mg

RECETAS DE CERDO, CARNE

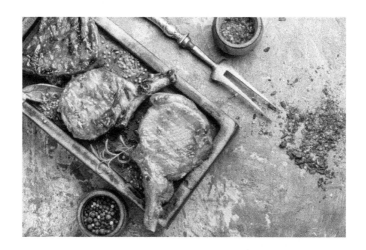

Bombas de grasa de hamburguesa Keto

Servicios: 10

Tiempo de

preparación: 30

minutos

Ingredientes

- 1/2 cucharadita de ajo en polvo

- 1 libra de carne molida

- Sal kosher y pimienta negra, al gusto

- 1/4 (8 oz.) bloquea el queso cheddar, cortado en 20 piezas

- 2 cucharadas de mantequilla fría, cortada en 20 trozos

1. Precalentar el horno a 3750F y engrasar mini latas de muffins con spray de cocción.
2. Sazona la carne con ajo en polvo, sal kosher y pimienta negra en un tazón mediano.
3. Presione aproximadamente 1 cucharada de carne de res en cada lata de muffin, cubriendo la parte inferior por completo.
4. Capa con pequeño trozo de mantequilla y añadir 1 cucharada más de carne de res.
5. Cubra con un trozo de queso en cada taza y presione la carne de res restante.

6. Transfiéralo al horno y hornea durante unos 20 minutos.
7. Deje enfriar ligeramente y despachar para servir caliente.

Cantidad nutricional por
porción de calorías 128

Grasa total 7g 9% Grasa
saturada 3.7g 19%

Colesterol 53mg 18%

Sodio 81mg 4%

Carbohidratos totales 0.2g

0% Fibra dietética 0g 0%

Azúcares totales

0.1g Proteína

15.2g

Delicioso cerdo

picado

Tiempo de preparación: 10 minutos Tiempo de cocción: 20 minutos

Servir: 3

ingredientes:

- 14 oz de cerdo picado
- 1/4 de taza de pimiento verde picado
- 1/2 cebolla picada
- 2 cucharadas de agua
- 1/4 cucharadita de polvo de comino
- 3/4 de taza de ketchup, sin azúcar
- 1/2 cucharada de aceite de oliva
- pimienta
- sal

Indicaciones:

1. Caliente el aceite en la sartén a fuego medio.
2. Agregue la pimienta y la cebolla y saltee hasta que se ablande.
3. Agregue la carne, la pimienta, el comino en polvo y la sal y cocine hasta que se doren.
4. Agregue el agua y el ketchup y revuelva bien. Llevar a ebullición.

5. Sirva y disfrute.

Valor nutricional (cantidad por porción):

Calorías 275

Grasa 7 g

Carbohidratos 14 g

Azúcar 13 g

Proteína 36 g

Colesterol 95 mg

COMIDAS SIN CARNE

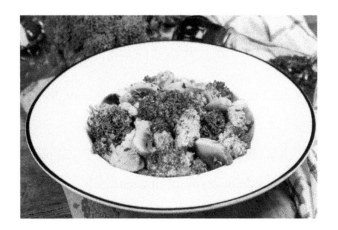

Fideos balsámicos

de calabacín

Tiempo de preparación: 10 minutos Tiempo de cocción: 15 minutos Servir: 4

ingredientes:

- 4 calabacín, en espiral usando una cortadora
- 1 1/2 cucharada de vinagre balsámico
- 1/4 de taza de hojas frescas de albahaca, picadas
- 4 bolas de mozzarella, descuartizados
- 1 1/2 taza de tomate cherry, cortados a la mitad
- 2 cucharadas de aceite de oliva
- pimienta
- sal

Indicaciones:

1. Agregue los fideos de calabacín en un tazón y sazone con pimienta y sal. Reserva durante 10 minutos.
2. Agregue bien la mozzarella, los tomates y la albahaca.
3. Rocía con aceite y vinagre balsámico.
4. Sirva y disfrute.

Valor nutricional (cantidad por porción):

Calorías 222

Grasa 15 g

Carbohidratos 10 g

Azúcar 5,8 g

Proteína 9,5 g

Colesterol 13 mg

SOPAS,
GUISOS Y
ENSALADAS

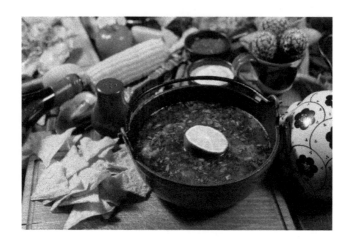

Sopa cremosa de

salsa de cangrejo

Tiempo de preparación: 10 minutos Tiempo de cocción: 5

minutos

Servir: 8

ingredientes:

- 1 libra de carne de cangrejo

- 1 taza de queso parmesano rallado

- 2 3/4 de taza media y media

- 8 oz de queso crema

- 1 cucharada de condimento bae

- 1 cucharada de mantequilla

- pimienta

- sal

Indicaciones:

1. Derretir la mantequilla en una cacerola a fuego medio.

2. Agregue la mitad y media y el queso crema y revuelva
   hasta que quede cremoso.

3. Agregue el queso y revuelva hasta que el queso se
   derrita.

4. Agregue la carne de cangrejo y baje el fuego y cocine
   hasta que la carne de cangrejo se caliente.

5. Sirva y disfrute.

Valor nutricional (cantidad por porción):

Calorías 350	Azúcar 2 g
Grasa 27 g	Proteína 20 g
Carbohidratos 5 g	Colesterol 130 mg

Sopa de aguacate

Tiempo de preparación: 10 minutos Tiempo de cocción: 10 minutos

Saque: 6

ingredientes:

- 2 aguacates, pelados y deshuesados
- 1 taza de crema pesada
- 2 cucharadas de jerez seco
- 2 tazas de caldo de verduras
- 1/2 cucharadita de jugo de limón fresco
- pimienta
- sal

Indicaciones:

1. Agregue el aguacate, el jugo de limón, el jerez y el caldo a la licuadora y mezcle hasta que quede suave.
2. Vierta la mezcla mezclada en un tazón y agregue la crema.
3. Sazona con pimienta y sal.
4. Sirva y disfrute.

Valor nutricional (cantidad por porción):

Calorías 102   Azúcar 0,3 g

Grasa 9,5 g   Proteína 2,4 g

Carbohidratos 1,9 g   Colesterol 27 m

BRUNCH Y CENA

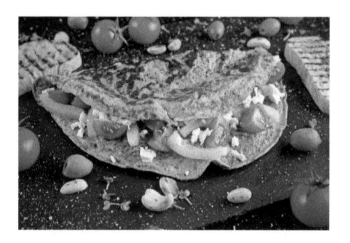

Tortilla de queso de oliva

Tiempo de preparación: 10 minutos Tiempo de cocción: 5 minutos
Saque: 4

ingredientes:

- 4 huevos grandes
- 2 oz de queso
- 12 aceitunas, picadas
- 2 cucharadas de mantequilla
- 2 cucharadas de aceite de oliva
- 1 cucharadita de hierba de Provenza
- 1/2 cucharadita de sal

Indicaciones:

1. Agregue todos los ingredientes excepto la mantequilla en un tazón batir bien hasta que esté espumoso.
2. Derretir la mantequilla en una sartén a fuego medio.
3. Vierta la mezcla de huevo sobre la sartén caliente y extienda uniformemente.
4. Cubra y cocine durante 3 minutos.
5. Gire la tortilla a otro lado y cocine durante 2 minutos más.

6. Sirva y disfrute.

Valor nutricional (cantidad por porción):

Calorías 250

Grasa 23 g

Carbohidratos 2 g

Azúcar 1 g

Proteína 10 g

Colesterol 216 mg

RECETAS DE MARISCOS Y

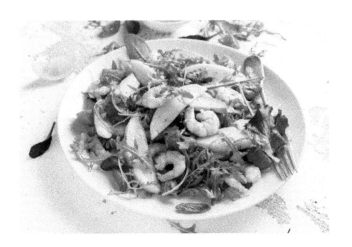

Camarones

mantecosos

Tiempo de preparación: 5 minutos Tiempo de cocción: 15 minutos

Saque: 4

ingredientes:

- 1 1/2 lb de camarón
- 1 cucharada de condimento italiano
- 1 limón en rodajas
- 1 mantequilla de palillo, derretida

Indicaciones:

1. Agregue todos los ingredientes en el tazón grande y mezcle bien.
2. Transfiera la mezcla de camarones en la bandeja para hornear.
3. Hornee a 350 F durante 15 minutos.
4. Sirva y disfrute.

Valor nutricional (cantidad por porción):

Calorías 415

Grasa 26 g

Carbohidratos 3 g

Azúcar 0,3 g

Proteína 39 g

Colesterol 421 mg

POSTRES Y BEBIDAS

Choco Frosty

Tiempo de preparación: 5 minutos Tiempo de cocción: 5 minutos

Saque: 4

ingredientes:

- 1 cucharadita de vainilla
- 8 gotas de stevia líquida
- 2 cucharadas de cacao en polvo sin endulzar
- 1 cucharada de mantequilla de almendras
- 1 taza de crema pesada

Indicaciones:

1. Agregue todos los ingredientes al tazón de mezcla y bata con una licuadora de inmersión
   hasta que se formen picos suaves.
2. Colóquelo en nevera durante 30 minutos.
3. Agregue la mezcla helada en la bolsa de tuberías y la tubería para servir vasos.
4. Sirva y disfrute.

Valor nutricional (cantidad por porción):

Calorías 240

Grasa 25 g

Carbohidratos 4 g

Azúcar 3 g

Proteína 3 g

Colesterol 43 mg

APERITIVOS Y POSTRES

Espinacas cremosas de bajo contenido de carbohidratos cursi

Servicios: 8

Tiempo de

preparación: 25

minutos

Ingredientes

- 2 paquetes (10 oz) de espinaca picada congelada, descongeladas

- 3 cucharadas de mantequilla

- 6 onzas de queso crema

- Cebolla en polvo, sal y pimienta negra

- 1/2 taza de queso parmesano,

rallado Directions

1. Mezcle 2 cucharadas de mantequilla con queso crema, queso parmesano, sal y pimienta negra en un tazón.
2. Caliente el resto de la mantequilla a fuego medio en

una sartén pequeña y agregue la cebolla en polvo.

3. Saltee durante aproximadamente 1 minuto y agregue espinacas.
4. Cubra y cocine a fuego lento durante unos 5 minutos.
5. Agregue la mezcla de queso y cocine durante unos 3 minutos.
6. Ensébalo en un tazón y sirve caliente. Cantidad nutricional por porción

Calorías 141

Carbohidratos totales 3.5g 1%

Grasa total 12.8g 16%

Fibra dietética 1.6g 6%

Grasa saturada 8g 40%

Azúcares totales 0.5g

Colesterol 37mg 12%

Proteína 4.8g

Sodio 182mg 8%

Rollos de atún picante

Servicios: 2

Tiempo de preparación:

15 minutos Ingredientes

- 1 bolsa StarKist Selecciona Atún aleta amarilla capturado silvestre E.V.O.O.

- 1 pepino mediano, cortado en rodajas finas a lo largo

- 1 cucharadita de salsa picante

- 2 rebanadas de aguacate cortado en cubos

- Cayena, sal y pimienta negra

    1. Mezcle el atún con salsa picante, cayena, sal y pimienta negra en un tazón hasta que se combinen.
    2. Coloque la mezcla de atún en las rodajas de pepino y cubra con aguacate.
    3. Enrolle el pepino y asegure con 2 palillos de dientes para servir.

Cantidad nutricional por porción

Calorías 139 Grasa

Total 6.5g 8%

Grasa saturada 1,2 g 6%

Colesterol 22mg 7%

Sodio 86mg 4%

Carbohidratos Totales 8.4g 3%

Fibra Dietética 2.9g 10%

Azúcares totales 2,8

Buñuelos de brócoli con queso Cheddar

Servicios: 4

Tiempo de preparación: 20 minutos

ingredientes

- 1 taza de queso cheddar rallado
- Brócoli de 8 onzas, picado, al vapor y drenado
- 2 huevos grandes batidos
- 1 cucharada de aceite de aguacate
- 2 cucharadas de fibra de avena

Indicaciones

1. Mezcle el brócoli con queso cheddar, huevos y fibra de avena en un tazón.

2. Caliente el aceite de aguacate a fuego medio en una sartén antiadherente y agregue la mezcla de brócoli en trozos pequeños.

3. Cocine durante unos 5 minutos en ambos lados hasta que se doren y se preparen en un plato para servir.

Cantidad nutricional por porción

Calorías 178

Grasa total 12.6g 16% Grasa saturada 6.8g 34%

Colesterol 123mg 41%

Sodio 236mg 10%

Carbohidratos Totales 5.3g 2% Fibra Dietética 2g 7%

Azúcares totales 1.4g Proteína 12.1g

Jicama Fries

Servicios: 2

Tiempo de preparación: 20 minutos Ingredientes

- 2 cucharadas de aceite de aguacate

- 1 Jicama, cortado en patatas fritas

- 1 cucharada de ajo en polvo

- 1/2 taza de queso parmesano rallado

- Sal y pimienta negra, al gusto

    2. Precaliente la freidora de aire a 4000F y engrase la
        cesta de la freidora.
    3. Hierva las papas fritas de jicama durante unos 10 minutos y
        escurra bien.
    4. Mezcle las papas fritas de jicama con ajo en polvo, sal
        y pimienta negra en un tazón.
    5. Colóquelo en la cesta de la freidora y cocine
        durante unos 10 minutos.
    6. Ensape el plato y sirva caliente.

RECETAS DE CARNE DE

Curry de carne

mantecosa

Servicios: 2

Tiempo de preparación: 30 minutos

ingredientes

- 1/2 taza de mantequilla
- 1/2 libra de carne de res alimentada con hierba
- 1/2 libra de cebolla
- Sal y chile rojo en polvo, al gusto
- 1/2 libra de apio picado

Indicaciones

1. Ponga un poco de agua en una olla a presión y agregue todos los ingredientes.

2. Bloquee la tapa y cocine a alta presión durante unos 15 minutos.

3. Suelte naturalmente la presión y despache el curry a un tazón para servir.

Cantidad nutricional por porción

Calorías 450

Grasa total 38.4g 49% Grasa saturada 22.5g 113%

Colesterol 132mg 44%

Sodio 340mg 15%

Carbohidratos Totales 9.8g 4% Fibra Dietética

3.1g 11% Azúcares Totales 4.3g

Proteína 17.2g

RECETAS DE MARISCOS

Salmón de mantequilla toscana

Servicios: 4

Tiempo de preparación: 35 minutos

ingredientes

- Filetes de salmón de 4 (6 oz), con palmaditas secas con toallas de papel
- 3 cucharadas de mantequilla
- 3/4 de taza de crema pesada
- Sal kosher y pimienta negra
- 2 tazas de espinaca bebé

Indicaciones

1. Sazona el salmón con sal y pimienta negra.
2. Caliente 11/2 cucharadas de mantequilla a fuego medio-alto en una sartén grande y agregue la piel del salmón hacia arriba.
3. Cocine durante unos 10 minutos en ambos lados hasta que estén profundamente dorados y despache en un plato.

4. Caliente el resto de la mantequilla en la sartén y agregue espinacas.

5. Cocine durante unos 5 minutos y agregue la crema pesada.

6. Reduzca el fuego a bajo y cocine a fuego lento durante unos 3 minutos.

7. Devuelve el salmón a la sartén y mézclalo bien con la salsa.

8. Deje hervir a fuego lento durante unos 3 minutos hasta que el salmón se cocine.

9. Despacha y sirve caliente.

Cantidad nutricional por porción

Calorías 382

Grasa total 27.5g 35% Grasa saturada 12.2g 61%

Colesterol 129mg 43%

Sodio 157mg 7%

Carbohidratos Totales 1.2g 0% Fibra Dietética

0.3g 1%

Azúcares totales 0.1g Proteína 34g

RECETAS DE DESAYUNO

Café con leche de calabaza de mantequilla dorada

Servicios: 2

Tiempo de preparación: 10 minutos

ingredientes

- 2 tragos de espresso
- 2 cucharadas de mantequilla
- 2 cucharadas de Stevia
- 2 tazas de leche de almendra caliente
- 4 cucharadas de puré de calabaza

Indicaciones

1. Caliente la mantequilla a fuego lento en una sartén pequeña y deje que se dore ligeramente.

2. Prepara dos tragos de espresso y revuelve el Stevia.

3. Agregue la mantequilla dorada junto con el puré de calabaza y la leche de almendras calientes.

4. Licúe durante unos 10 segundos en alto y vierta en 2
   tazas para servir.

Cantidad nutricional por porción

Calorías 227

Grasa total 22.6g 29% Grasa saturada 18.3g 92%

Colesterol 31mg 10%

Sodio 93mg 4%

Carbohidratos Totales 4.5g 2% Fibra Dietética

0.9g 3%

Azúcares totales 1g, Proteína 1.5g

Mini pimientos

horneados

Servicios: 4

Tiempo de preparación: 30 minutos

ingredientes

- 1 oz de chorizo, aire seco y en rodajas finas
- 8 oz. mini pimientos, cortados en rodajas largas
- 8 oz. de queso crema
- 1 taza de queso cheddar rallado
- 1 cucharada de pasta de chipotle suave

Indicaciones

1. Precaliente el horno a 4000F y engrase un plato grande para hornear.
2. Mezcle el queso crema, la pasta de chipotle, los pimientos y el chorizo en un bol pequeño.
3. Revuelva la mezcla hasta que quede suave y transfiérala a la bandeja para hornear.
4. Cubra con queso cheddar y colóquelo en el horno.
5. Hornee durante unos 20 minutos hasta que el queso esté dorado y colóquelo en un plato.

Cantidad nutricional por porción

Calorías 364

Grasa total 31.9g 41% Grasa saturada 19.4g 97%

Colesterol 98mg 33%

Sodio 491mg 21%

Carbohidratos totales 6g 2% Fibra dietética 0.7g

2% Azúcares totales 2.9g

Proteína 13.8g

Espárragos de mantequilla dorada

Servicios: 4

Tiempo de

preparación: 25

minutos

Ingredientes

- 1/2 taza de crema agria

- 25 oz. de espárragos verdes

- 3 oz. de queso parmesano rallado

- Sal y pimienta de Cayena, al gusto

- 3 oz. de

mantequilla

Indicaciones

1. Sazona los espárragos con sal y pimienta de Cayena.
2. Caliente 1 oz. de mantequilla en una sartén a fuego medio y agregue espárragos sazonados.
3. Saltee durante unos 5 minutos y despache a un tazón.
4. Caliente el resto de la mantequilla en una sartén y cocine hasta que esté de color marrón claro y tenga un olor a nuez.
5. Agregue espárragos a la mantequilla junto con crema agria y queso parmesano.
6. Despacha a un tazón y sirve

caliente.

Cantidad nutricional por porción

Calorías 319

Grasa total 28.1g 36% Grasa saturada 17.8g 89%

Colesterol 74mg 25%

Sodio 339mg 15%

Carbohidratos totales 9.1g 3%
Fibra dietética 3.8g 14% Azúcares totales 3.4g Proteína 11.9g

RECETAS DE DESAYUNO

Muffins de almendras de lino

Tiempo total: 45 minutos Sirve: 6

ingredientes:

- 1 cucharadita de canela
- 2 cucharadas de harina de coco
- 20 gotas de stevia líquida
- 1/4 de taza de agua
- 1/4 cucharadita de extracto de vainilla
- 1/4 cucharadita de bicarbonato de sodio
- 1/2 cucharadita de polvo de hornear
- 1/4 de taza de harina de almendras
- 1/2 taza de lino molido
- 2 cucharadas de chía molida

Indicaciones:

Precalentar el horno a 350 F/ 176 C.

1. Rocíe la bandeja de muffins con spray de cocción y reserve.

2. En un tazón pequeño, agregue 6 cucharadas de agua y chía molida. Mezcle bien y reserve.

3. En un tazón de mezcla, agregue el lino molido, el bicarbonato de sodio, el polvo de hornear, la canela, la harina de coco y la harina de almendras y mezcle bien.

4. Agregue la mezcla de semillas de chía, vainilla, agua y stevia líquida y revuelva bien para combinar.

5. Vierta la mezcla en la bandeja de muffins preparada y hornee en el horno precalentado durante 35 minutos.

6. Sirva y disfrute.

Valor nutricional (Cantidad por porción): Calorías 92; Grasa 6,3 g; Carbohidratos 6.9 g; Azúcar 0,4 g; Proteína 3,7 g; Colesterol 0 mg;

Arroz con coliflor

mexicana

Tiempo total: 25 minutos Sirve: 4

ingredientes:

- 1 cabeza mediana de coliflor, cortada en floretes
- 1/2 taza de salsa de tomate
- 1/4 cucharadita de pimienta negra
- 1 cucharadita de chile en polvo
- 2 dientes de ajo picados
- 1/2 cebolla mediana cortada en cubos
- 1 cucharada de aceite de coco
- 1/2 cucharadita de sal marina

Indicaciones:

1. Agregue los floretes de coliflor en el procesador de alimentos y procese hasta que parezca arroz.
2. Caliente el aceite en una sartén a fuego medio-alto.
3. Agregue la cebolla a la sartén y saltee durante 5 minutos o hasta que se ablande.
4. Agregue el ajo y cocine durante 1 minuto.
5. Agregue el arroz con coliflor, el chile en polvo, la

pimienta y la sal. Revuelve bien.

6. Agregue la salsa de tomate y cocine durante 5 minutos.

7. Revuelva bien y sirva caliente.

Valor nutricional (Cantidad por porción): Calorías 83; Grasa 3.7g; Carbohidratos 11.5 g; Azúcar 5,4 g; Proteína 3,6 g; Colesterol 0 mg;

RECETAS DE POLLO Y AVES DE CORRAL

Pavo con salsa de queso crema

Servicios: 4

Tiempo de preparación: 30 minutos

ingredientes

- 20 oz. de pechuga de pavo
- 2 cucharadas de mantequilla
- 2 tazas de crema para batir pesada
- Sal y pimienta negra, al gusto
- 7 oz. de queso crema

Indicaciones

1. Sazona el pavo generosamente con sal y pimienta negra.
2. Caliente la mantequilla en una sartén a fuego medio y cocine el pavo durante unos 5 minutos a cada lado.
3. Agregue la crema y el queso crema pesados.
4. Cubra la sartén y cocine durante unos 15 minutos a fuego medio-bajo.
5. Despacha para servir caliente.

Cantidad nutricional por porción

Calorías 386

Grasa total 31.7g 41% Grasa saturada 19.2g 96%

Colesterol 142mg 47%

Sodio 1100mg 48% Carbohidratos totales 6g 2%

Fibra dietética 0.5g 2% Azúcares totales 3.4g

Proteína 19.5g

Fideos de calabacín
de limón

Tiempo total: 15 minutos Sirve: 4

ingredientes:

- 4 calabacín pequeño, en espiral en fideos
- 2 dientes de ajo
- 2 tazas de hojas frescas de albahaca
- 2 cucharaditas de jugo de limón
- 1/3 taza de aceite de oliva
- pimienta
- sal

Indicaciones:

1. Agregue el ajo, la albahaca, el aceite de oliva y el jugo de limón en la licuadora y mezcle bien. Sazona con pimienta y sal.
2. En un tazón grande, combina pesto y fideos de calabacín.
3. Revuelva bien y sirva.

Valor nutricional (Cantidad por porción): Calorías 169; Grasa 17.1 g; Carbohidratos 4.8 g; Azúcar 2,2 g; Proteína 1,9 g; Colesterol 0 mg;

RECETAS DE POSTRES

Brownies de mantequilla de almendras

Tiempo total: 30 minutos Sirve: 4

ingredientes:

- 1 cucharada de proteína en polvo
- 2 cucharadas de cacao en polvo
- 1/2 taza de mantequilla de almendras, derretida
- 1 taza de plátanos, rebaja

Indicaciones:

1. Precalentar el horno a 350 F/ 176 C.
2. Rocíe la bandeja de brownie con spray de cocina.
3. Agregue todos los ingredientes a la licuadora y licúe hasta que estén suaves.
4. Vierta la masa en el plato preparado y hornee en el horno precalentado durante 20 minutos.
5. Sirva y disfrute.

Valor nutricional (Cantidad por porción): Calorías 82; Grasa 2.1 g; Carbohidratos 11.4 g; Proteína 6,9 g; Azúcares 5 g; Colesterol 16 mg;

RECETAS DE DESAYUNO

Batido de mantequilla de almendras

Comience bien su mañana con este fantástico impulso de energía que toma sólo 5 minutos para hacer.

Tiempo total de preparación y cocción: Nivel de 5 minutos: Principiante

Hace: 1 Agitar

Proteína: 19 gramos Carbohidratos netos:

6 gramos De grasa: 27 gramos

Azúcar: 0 gramos

Calorías: 326

Lo que necesita:

- 1 1/2 taza de leche de almendras, sin endulza
- 2 cucharadas de mantequilla de almendras
- 1/2 cucharada de canela molida
- 2 cucharadas de harina de lino
- 1/8 cucharadita de extracto de almendra, sin azúcar
- 15 gotas de Stevia líquida
- 1/8 cucharadita de sal

- 6 cubitos de hielo

Pasos:

Con una licuadora, combine todos los ingredientes y el pulso enumerados durante aproximadamente 45 segundos.

¡Sirva inmediatamente y disfrute!

RECETAS PARA LA

Champiñones de ajo limón

Tiempo total: 25 minutos Sirve: 4

ingredientes:

- 3 oz de champiñones enoki
- 1 cucharada de aceite de oliva
- 1 cucharadita de ralladura de limón picada
- 2 cucharadas de jugo de limón
- 3 dientes de ajo en rodajas
- 6 setas de ostras, cortadas a la mitad
- 5 oz de setas cremini, en rodajas
- 1/2 chile rojo en rodajas
- 1/2 cebolla en rodajas
- 1 cucharadita de sal marina

Indicaciones:

1. Caliente el aceite de oliva en una sartén a fuego alto.
2. Agregue chalotas, setas enoki, setas de ostras, setas cremini y chile.
3. Revuelva bien y cocine a fuego medio-alto durante 10 minutos.

4. Agregue la ralladura de limón y revuelva bien. Sazona con jugo de limón y sal y cocina durante 3-4 minutos.

5. Sirva y disfrute.

Valor nutricional (Cantidad por porción): Calorías 87; Grasa 5,6 g; Carbohidratos 7.5 g; Azúcar 1,8 g; Proteína 3 g; Colesterol 8 mg;

RECETAS DE ALMUERZO

Ensalada de huevo

Prepara esta ensalada de huevos en poco tiempo y disfruta del fantástico impulso de energía de esta bomba de grasa.

Tiempo total de preparación y cocción: 15 minutos Nivel: Principiante

Hace: 2 ayudas

Proteína: 6 gramos carbohidratos netos: 1

gramo de grasa: 28 gramos

Azúcar: 1 gramo

Calorías: 260

Lo que necesita:

- 3 cucharadas de mayonesa, sin azúcar
- 1/4 de taza de apio picado
- 2 huevos grandes, duros y yemas separadas.
- 1/2 cucharadita de mostaza
- 3 cucharadas de pimiento rojo picado
- 1/4 cucharadita de sal
- 3 cucharadas de brócoli, arrocado
- 1/4 cucharadita de pimienta
- 2 cucharadas de champiñones picados
- 1/4 cucharadita de pimentón

- 4 tazas de agua fría

Pasos:

1. Llene una cacerola con los huevos y 2 tazas de agua fría.

2. Cuando el agua comience a hervir, ajuste un temporizador durante 7 minutos.

3. Después de que haya pasado el tiempo, escurrir el agua y vaciar las 2 tazas restantes de agua fría sobre los huevos.

4. Una vez que se puedan manipular, pelar los huevos y eliminar las yemas. Picar las claras de huevo y dejar a un lado.

5. En un plato grande, mezcle la mayonesa, la mostaza, la sal y las yemas de huevo.

6. Combine el apio picado, el pimiento, el brócoli y el champiñones.

7. Por último, integre las claras de huevo, pimienta y pimentón hasta que se combinen completamente.

RECETAS PARA LA CENA

Kebab de pollo

Cuando sumerjas los dientes en este sabroso shawarma, no te faltará el pan que solía venir con él.

Tiempo total de preparación y cocción: 45 minutos más 2 horas para marinar

Nivel: Principiante Hace: 4 Ayudas

Proteína: 35 gramos De carbohidratos netos: 1

gramo de grasa: 16 gramos

Azúcar: 0 gramos

Calorías: 274

Lo que necesita:

Para el pollo:

- 21 oz. pechuga de pollo deshuesado o muslos
- 2/3 cucharaditas de cilantro molido
- 6 cucharaditas de aceite de oliva
- 2/3 cucharadita de comino molido
- 1/3 cucharadita de pimienta de Cayena molida
- 2/3 cucharaditas de cardamomo molido
- 1/3 cucharadita de ajo en polvo
- 2/3 cucharadita de cúrcuma molida
- 1/3 cucharadita de cebolla en polvo

- 2 cucharaditas de polvo de pimentón

- 1 cucharadita de sal

- 4 cucharaditas de jugo de limón

- 1/8 cucharadita de pimienta

Para la salsa tahini:

- 4 cucharaditas de aceite de oliva

- 2 cucharadas de agua

- 1/3 cucharadita de sal

- 4 cucharaditas de pasta tahini

- 2 cucharaditas de jugo de limón

- 1 diente de ajo picado

Pasos:

1. Con un rascador de goma, mezcle el cilantro, el aceite de oliva, el comino, la pimienta de Cayena, el cardamomo, el ajo en polvo, la cúrcuma, la cebolla en polvo, el pimentón en polvo, la sal, el jugo de limón y la pimienta en una tina grande con tapa.

2. Coloque el pollo dentro y organice, para que estén completamente cubiertos por el líquido.

3. Marinar durante al menos 2 horas, si no durante la noche.

4. Precalentar la parrilla para calentar a 500° Fahrenheit.

5. Quita el pollo del adobo y asa sobre las llamas durante aproximadamente 4 minutos antes de voltear hacia el

otro lado.

6. Asar hasta que se dore en ambos lados y utilizar un termómetro de carne para asegurarse de que es un uniforme 160 ° Fahrenheit.

7. Lleve el pollo a un plato y enfríe durante unos 10 minutos.

8. En un plato pequeño, mezcle el aceite de oliva, el agua, la sal, la pasta tahini, el limón y el ajo picado hasta una consistencia suave.

9. Cortar el pollo y servir con la salsa y disfrutar!

Consejos para hornear:

1. Si no tiene una parrilla, puede freír esta comida en la estufa. Una vez marinado el pollo, disolver una cucharada de mantequilla o aceite de coco en una sartén antiadherente. Freír el pollo a cada lado durante aproximadamente 4 minutos.

2. Hornear el pollo es otra opción. Ajuste la temperatura de la estufa a 400° Fahrenheit y asar durante aproximadamente 20 minutos.

Consejo de variación:

1. Si te gusta una patada a tu pollo, puedes añadir más pimienta de Cayena a tu gusto preferido.

RECETAS DE POSTRES KETO

Sabores Barras de

calabaza

Servicios: 18

Tiempo de preparación: 10 minutos Tiempo de cocción: 10 minutos

ingredientes:

- 1 cucharada de harina de coco
- 1/2 cucharadita de canela
- 2 cucharaditas de especia de pastel de calabaza
- 1 cucharadita de stevia líquida
- 1/2 taza de eritritol
- 15 oz de puré de calabaza
- 15 oz de leche de coco sin endulzar
- 16 oz de manteca de cacao

Indicaciones:

1. Forre el plato para hornear con papel pergamino y reserve.
2. Derretir la manteca de cacao en una cacerola pequeña a fuego lento.
3. Agregue el puré de calabaza y la leche de coco y

revuelva bien.

4. Agregue los ingredientes restantes y bata bien.

5. Revuelva la mezcla continuamente hasta que la mezcla espese.

6. Una vez que la mezcla espese, vierta en un molde para hornear preparado y colóquela en el refrigerador durante 2 horas.

7. Cortar y servir.

Por porción: Carbohidratos netos: 5.8g; Calorías: 282; Grasa total: 28.1g; Grasa saturada: 17.1g

Proteína: 1.3g; Carbohidratos: 9.5g; Fibra: 3.7g; Azúcar: 4g; Grasa 89% / Proteína 2% / Carbohidratos 9%

RECETAS DE APERITIVOS

Aguacate envuelto

en tocino

Este refrigerio frito rápido va a tener que llenar los nutrientes y grasas que su

cuerpo ansía.

Tiempo total de preparación y cocción: Nivel de 30 minutos: Principiante

Hace: 3 ayudas (2 envolturas por porción) Proteína: 15 gramos

Carbohidratos netos: 1,8 gramos de grasa: 21

gramos

Azúcar: 0 gramos

Calorías: 139

Lo que necesita:

- 1 aguacate pelado y deshuesado

- 6 tiras de tocino

- 1 cucharada de mantequilla

Pasos:

1. Corta el aguacate en 6 cuñas individuales.

2. Envuelva una rebanada de tocino alrededor de la cuña de aguacate y repita para todas las piezas.

3. Suaviza la mantequilla en una sartén antiadherente y transfiere las cuñas a la mantequilla caliente con el extremo del tocino en la base de la sartén. Esto evitará que el tocino se aparte de la cuña.

4. Cocine durante aproximadamente 3 minutos a cada lado y muévase a un plato cubierto con toalla de papel.

5. ¡Sirva mientras esté caliente y disfrute!

Consejo para hornear:

No utilice un aguacate que esté blando o rebajó, ya que se desmoronará mientras envuelve con el tocino.

Consejo de variación:

También puede sustituir espárragos en lugar del aguacate.

RECETAS INUSUALES DE COMIDAS

Hamburguesa de berenjena

Esta comida china añadirá una cantidad decente de color a su mesa de la cena y construirá sus músculos después de su entrenamiento.

Tiempo total de preparación y cocción: 40 minutos

Nivel: Principiante

Hace: 4 ayudas

Proteína: 26 gramos carbohidratos netos:

6 gramos de grasa: 5 gramos

Azúcar: 0 gramos

Calorías: 205

Lo que necesita:

Para las hamburguesas:

- 1/2 lb. de cerdo molido
- 2 berenjenas japonesas
- 1/8 cucharadita de pimienta
- 2 cucharadas de cebolla en polvo
- 1 cucharada de jengibre picado
- 2 cucharadas de salsa de tamari, sin gluten
- 1 cucharadita de sal

- Olla humeante

Para la salsa:

- 4 dientes de ajo picados
- 1 cucharadita de aceite de sésamo tostado
- 4 cucharadas de salsa de tamari, sin gluten
- 1/2 cucharadita de vinagre de sidra de manzana

Pasos:

1. Picar la berenjena en secciones de aproximadamente una pulgada de espesor. Haz una rebanada para que sean como un bollo abierto, pero no cortando todo el camino.

2. Use una licuadora de alimentos para batir el jengibre, el cerdo molido, la sal, la cebolla en polvo, la salsa de tamari y la sal hasta que se combinen por completo.

3. Vierta la mezcla uniformemente en las 4 secciones de berenjena.

4. Transfiera las hamburguesas a un vapor y cocine durante aproximadamente 20 minutos.

5. Mientras tanto, en un plato de servir vidrio, mezcle el ajo, el aceite de sésamo tostado, la salsa de tamari y el vinagre de sidra de manzana hasta que quede suave.

6. Retire las hamburguesas del vapor y colóquelos en un plato de servir.

7. ¡Sirva inmediatamente con la salsa de inmersión y disfrute!

Consejo de variación:

En lugar de usar salsa de tamari, alternativamente puede sustituir 1/4 de taza de aminoácidos de coco.

pastel

Tarta de queso de calabaza

Servicios: 8

Tiempo de preparación: 15 minutos Tiempo de cocción: 1 hora 10 minutos

ingredientes:

Para la corteza:

- 1/2 taza de harina de almendras
- 1 cucharada de desviación
- 1/4 de taza de mantequilla, derretida
- 1 cucharada de harina de linaza

Para el llenado:

- 3 huevos
- 1/2 cucharadita de canela molida
- 1/2 cucharadita de vainilla
- 2/3 taza de puré de calabaza
- 15.5 oz de queso crema
- 1/4 cucharadita de nuez moscada molida
- 2/3 taza de swerve

- Pizca de sal

Indicaciones:

1. Precalentar el horno a 300 F/ 150 C.
2. Rocíe una sartén de 9 pulgadas en forma de resorte con spray de cocción. reservar.
3. Para la corteza: En un tazón, mezcle la harina de almendras, el descarnado, la comida de linaza,

   y sal.
4. Agregue la mantequilla derretida y mezcle bien para combinarla.
5. Transfiera la mezcla de corteza a la sartén preparada y presione hacia abajo uniformemente con la punta del dedo.
6. Hornee durante 10-15 minutos.
7. Retirar del horno y dejar enfriar durante 10 minutos.
8. Para el relleno de tarta de queso: En un tazón grande, batir el queso crema hasta que quede suave y cremoso.
9. Agregue los huevos, la vainilla, el cebado, el puré de calabaza, la nuez moscada, la canela y la sal y revuelva hasta que estén bien combinados.
10. Vierta la masa de tarta de queso en la corteza preparada y extienda uniformemente.
11. Hornee durante 50-55 minutos.

12. Retire la tarta de queso del horno y reserve para que se enfríe por completo.

13. Coloque pastel de queso en la nevera durante 4 horas.

14. Rebanadas y servir.

Por porción: Carbohidratos netos: 3.9g; Calorías: 320 Grasa Total: 30.4g; Grasa saturada: 16.6g

Proteína: 8.2g; Carbohidratos: 5.6g; Fibra: 1.7g; Azúcar: 1.2g; Grasa 86% / Proteína 10% / Carbohidratos 4%

CARAMELO: PRINCIPIANTE

Caramelos de chocolate

Servicios: 10

Tiempo de preparación: 5 minutos Tiempo de cocción: 10 minutos

ingredientes:

- 1/2 taza de aceite de coco
- 1/2 taza de cacao en polvo sin endulzar
- 1/2 taza de mantequilla de almendras
- 1 cucharada de stevia
- 1/2 cucharada de sal marina

Indicaciones:

1. Derretir el aceite de coco y la mantequilla de almendras en una cacerola y a fuego medio.
2. Agregue el cacao en polvo y el edulcorante y revuelva bien.
3. Retire la sartén del fuego y déjela enfriar durante 5 minutos.
4. Vierta la mezcla de cacerola en molde de caramelo de silicona y colóquelo en el refrigerador durante 15 minutos o hasta que esté listo.
5. Sirva y disfrute.

Por porción: Carbohidratos netos: 1g; Calorías: 109; Grasa total:

11.9g; Grasa saturada: 9,8 g

Proteína: 1g; Carbohidratos: 2.5g; Fibra: 1.5g; Azúcar: 0.1g; Grasa 98% / Proteína 1% / Carbohidratos 1%

Caramelo

blackberry

Servicios: 8

Tiempo de preparación: 5 minutos Tiempo de cocción: 5 minutos

ingredientes:

- 1/2 taza de moras frescas
- 1/4 de taza de mantequilla de anacardo
- 1 cucharada de jugo de limón fresco
- 1/2 taza de aceite de coco
- 1/2 taza de leche de coco sin endulzar

Indicaciones:

1. Caliente la mantequilla de anacardo, el aceite de coco y la leche de coco en una sartén a fuego medio-bajo, hasta que estén calientes.
2. Transferir la mezcla de mantequilla de anacardo a la licuadora junto con los ingredientes restantes y mezclar hasta que quede suave.
3. Vierta la mezcla en el molde de caramelo de silicona y refrigere hasta que esté listo.
4. Sirva y disfrute.

Por porción: Carbohidratos netos: 2.9g; Calorías: 203; Grasa total: 21.2g; Grasa saturada: 15.8g

Proteína: 1.9g; Carbohidratos: 3.9g; Fibra: 1g; Azúcar: 1g; Grasa 92%

/ Proteína 3% / Carbohidratos 5%

POSTRE CONGELADO: PRINCIPIANTE

Helado perfecto de menta

Servicios: 8

Tiempo de preparación: 10 minutos Tiempo de cocción: 45 minutos

ingredientes:

- 1 yema de huevo
- 1/4 cucharadita de extracto de menta
- 1/2 taza de eritritol
- 1 1/2 taza de crema para batir pesada

Indicaciones:

1. Agregue todos los ingredientes al tazón y mezcle hasta que estén bien combinados.
2. Vierta la mezcla de helados en la heladería y revuelve helado de acuerdo con las instrucciones de la máquina.
3. Sirva y disfrute.

Por porción: Carbohidratos netos: 0.7g; Calorías: 85; Grasa total: 8.9g; Grasa saturada: 5.4g

Proteína: 0.8g; Carbohidratos: 0.7g; Fibra: 0g; Azúcar: 0.1g; Grasa 94% /

Proteína 3% / Carbohidratos 3%

RECETAS DE DESAYUNO

Relleno de pasteles chilenos

Todo fuera: 20 min Preparación: 5 min

Latente: 5 min

Cocinar: 10 min

Rendimiento: 4 porciones

ingredientes

- 1/2 taza de caldo de pollo bajo en sodio
- 4 cucharadas de margarina
- 2 tazas de mezcla aromatizante solidificada: cebolla cortada, mezcla de pimiento verde y rojo (prescrito: PictSweet)
- 1 cucharadita de gotas de pimiento rojo
- 1 (6 onzas) de mezcla de relleno de pan de maíz

dirección

1. En una sartén mediana, consolida el caldo de pollo, la margarina, la mezcla de sabor y las gotas de pimiento rojo. Caliente hasta el punto de hervir.

2. Mezcle en la mezcla de relleno y extienda. Expulsa del calor. Deja parado 5 minutos.

Aligerar con tenedor. Sirva caliente.

RECETAS DE ALMUERZO

Principiantes:

Rollos de queso crema baja en carbohidratos

Porciones: 6 rollos

Valores nutricionales:

Calorías 0.8 g Carbohidratos Netos; 4.2 g Proteínas; 8 g de grasa; 91.3 Calorías

ingredientes:

- Huevos grandes – 3
- Queso crema lleno de grasa - en cubos y frío – 3 oz.
- Crema de sarro - .125 cucharaditas.
- Sal - .125 cucharaditas.

Indicaciones:

1. Caliente el horno a 300°F. Forre una lata para hornear con papel pergamino. Rocía la sartén con spray de aceite de cocina.

2. Las yemas deben separarse de los huevos y colocar los blancos en un recipiente no grasiento. Batir con el sarro hasta que esté

rígido.

3. En otro recipiente, bate el queso crema, la sal y las yemas hasta que estén suaves.

4. Doble los blancos de los huevos, mezclándose bien con una espátula. Coloca una cucharada de blancos sobre la mezcla de yema y dobla mientras giras el plato. Continúe el proceso hasta que esté bien combinado. El proceso ayuda a eliminar las burbujas de aire.

5. Porción seis cucharas grandes de la mezcla en la sartén preparada. Machaca las tapas con el espatuolado para aplanar ligeramente.

6. Hornee hasta que se dore (30-40 min.).

7. Enfríe unos minutos en la sartén. A continuación, colóquelos cuidadosamente en un bastidor de alambre para enfriarlos.

8. Conservar en una bolsa tipo cremallera , abrir ligeramente - y almacenar en la nevera para un
par de días para obtener mejores resultados.

COOKIES: PRINCIPIANTE

Galletas crujientes de pan corto

Servicios: 6

Tiempo de preparación: 10 minutos Tiempo de cocción: 10 minutos

ingredientes:

- 1 1/4 de taza de harina de almendras
- 1/2 cucharadita de vainilla
- 3 cucharadas de mantequilla, suavizada
- 1/4 de taza de swerve
- Pizca de sal

Indicaciones:

1. Precalentar el horno a 350 F/ 180 C.
2. En un tazón, mezcle la harina de almendras, el descarnado y la sal.
3. Agregue la vainilla y la mantequilla y mezcle hasta que se forme la masa.
4. Hacer galletas de la mezcla y colocar en una bandeja para hornear.

5. Hornee en horno precalentado durante 10 minutos.

6. Deje enfriar completamente y luego sirva.

Por porción: Carbohidratos netos: 2.6g; Calorías: 185; Grasa total: 17.4g; Grasa saturada: 4,5 g

Proteína: 5.1g; Carbohidratos: 5.1g; Fibra: 2.5g; Azúcar: 0.9g; Grasa 84% / Proteína 11% / Carbohidratos 5%

Principiantes: Pan de ajo hermizado

Todo fuera: 1 hora. 20 min

Preparación: 10 min

Cocinero: 1 hora. 10 min

Rendimiento: 6 a 8 porciones

Valores nutricionales:

Grasa: 35 g.

Proteína: 6 g.

Carbohidratos: 5 g.

ingredientes

- 4 cabezas de ajo
- 1/3 taza de aceite de oliva virgen extra
- 3 ramitas de tomillo, además de 1 cucharada finamente cortada
- Sal oscura y pimienta oscura crujientemente molida
- 8 cucharadas de margarina sin salar (1 palo), a temperatura ambiente
- 1 porción de pan bueno y duro, cortado en cortes

dirección

1. Precalentar el pollo de engorde a 350 grados F.
2. Corta la parte superior de cada cabeza de ajo, descubriendo los dientes. Mancha las cabezas de ajo (lado cortado hacia

arriba), en un poco de papel de aluminio sólido de roca. Vierta el aceite de oliva sobre ellos, y cubra con manantiales de tomillo. Sazona con sal y pimienta. Envuelva la lámina firmemente. Detecte en un pequeño recipiente a prueba de hornos y caliente hasta que los clavos empiecen a volar, alrededor de 60 minutos. Expulsa de la estufa y enfríe.

3. Para expulsar los dientes, abra el papel de aluminio y machaque la parte inferior de la cabeza del ajo. En un bol pequeño, aplasta los clavos para enmarcar un pegamento. (Ahora el pegamento se puede utilizar o guardar en el más fresco o más fresco.)

4. Agregue la margarina y el tomillo cortado al tazón, mezclándolo para unirse. Sazona con sal y pimienta, al gusto.

5. Tueste los dos lados del pan, utilizando una barbacoa caliente, plato de engorde de llama o parrilla. Esparce el pegamento de margarina de ajo cocido en el pan tostado. Sirva de inmediato.

Intermedio: Pan de Coco Pan

Valores nutricionales:

Calorías: 297.5, Grasa total: 14.6 g, Grasa saturada: 2.6 g, Carbohidratos: 25.5 g, Azúcares: 0.3 g, Proteína:

15.6 g Sirve: 4

ingredientes:

- 1/2 taza de semillas de lino molido
- 1/2 cucharadita de bicarbonato de sodio
- 1 cucharadita de polvo de hornear
- 1 cucharadita de sal
- 6 Huevos, temperatura ambiente
- 1 cucharada de vinagre de sidra de manzana
- 1/2 taza de agua
- 1 taza de harina de coco tamizado

Indicaciones:

1. Asegúrese de que 350F / 175C es el objetivo al precalentar el horno. Engrase una sartén y reserve.
2. Mezcle los ingredientes secos. Agregue el agua, los huevos y el vinagre y mezcle bien para incorporarlo.
3. Hornee durante 40 minutos.
4. Cuando se hornee, dejar enfriar, cortar y disfrutar!

RECETAS DE APERITIVO

Pan de ajo

Porciones: 10

Tiempo de cocción: 20 minutos

Nutrientes por porción:

Calorías: 80 | Grasas: 15 g | Carbohidratos: 1,6 g | Proteínas: 9 g

ingredientes:

- 1 paquete de masa para hornear pan
- 1 1/3 taza de agua tibia
- 1 cucharada de mantequilla
- 3 dientes de ajo
- 1 cucharada de orégano seco

Proceso de cocción:

1. En un tazón, mezcle la masa del pan horneado y el agua. Haz una baguette larga.
2. Cubra la bandeja para hornear con pergamino. Coloque la baguette en la bandeja para hornear y haga muescas poco profundas.
3. Hornee en el horno a una temperatura de 180 °C (356 °F) durante 25 minutos.
4. Prepara la mantequilla de ajo. Mezcle la mantequilla, el ajo picado y el orégano.

5. Rallar el pan caliente con mantequilla de ajo y enviarlo al horno durante 10 minutos.

Gratina de coliflor

Todo fuera: 50 min Preparación: 20 min

Cocinero: 30 min

Rendimiento: 4 a 6 porciones

ingredientes

- 1 coliflor de cabeza (3 libras), cortada en enormes floretes
- Ajustar la sal
- 4 cucharadas (1/2 palo) margarina sin salar, dividida
- 3 cucharadas de harina universalmente útil
- 2 tazas de leche caliente
- 1/2 cucharadita de pimienta oscura naturalmente molida
- 1/4 cucharadita de nuez moscada molida
- 3/4 de taza de Gruyere naturalmente molido, dividido
- 1/2 taza de parmesano naturalmente molido
- 1/4 de taza de trozos de pan crujientes

dirección

1. Precalentar el pollo de engorde a 375 grados F.
2. Cocine los floretes de coliflor en una enorme olla de agua salada burbujeante durante 5 a 6 minutos, hasta que estén delicados pero al mismo tiempo firmes. El canal.

Mientras tanto, licuar 2 cucharadas de la propagación en una olla mediana a fuego bajo. Incluya la harina,

3. mezclando continuamente con una cuchara de madera durante 2 minutos. Vacíe la leche caliente en la mezcla de harina extendida y mezcle hasta que llegue al punto de ebullición. Burbuja, batiendo continuamente, durante 1 minuto, o hasta que espese. Fuera del calor, incluye 1 cucharadita de sal, la pimienta, nuez moscada, 1/2 taza del Gruyere, y el parmesano.

4. Vierta 1/3 de la salsa sobre la base de un plato de preparación de 8 por 11 por 2 pulgadas. Mancha la coliflor agotada en la parte superior y después de eso extiende el resto de la salsa uniformemente en la parte superior. Consolida las piezas de pan con el resto de la taza 1/4 de Gruyere y espolvorea en la parte superior. Suavizar el resto de las 2 cucharadas de margarina y espolvorear sobre la gratinado. Espolvorear con sal y pimienta. Prepárese de 25 a 30 minutos, hasta que la parte superior esté salteada. Sirva caliente o a temperatura ambiente.

Prosciutto, Romero

y Pan de Pimienta

Rendimiento: 1 porción enorme, alrededor de 12 porciones

ingredientes

- 1 paquete (2 1/2 cucharaditas) de levadura seca dinámica
- 1/4 de taza de agua tibia (105 a 110 grados F)
- 2 cucharadas de aceite de oliva virgen adicional
  - 1/2 cucharadita de sal
  - 3/4 cucharadita de pimienta oscura gruesamente quebrada
  - 3 1/2 tazas de pan o harina generalmente útil sin blanquear, alrededor
  - 4 onzas (1/4 de pulgada de espesor) de corte prosciutto, hackeado en dados de 1/4 de pulgada
  - 1/2 cucharadas de romero crujiente cortado o 2 cucharaditas de romero seco

dirección

1. En un enorme tazón o en el tazón de una licuadora eléctrica sólida de roca, espolvoree la levadura sobre el agua y mezcle. Permanezcamos hasta que la levadura se calme, alrededor de 10 minutos. Mezcle para romper la levadura.

2. Utilizando una cuchara de madera o el borde afilado de

los remos de la licuadora, mezcle el aceite, la sal y la pimienta. Batir lentamente suficiente harina para hacer una mezcla peluda que despeje los lados del tazón.

3. En el caso de manipular a mano, gire la masa en una superficie de trabajo delicadamente enharinada. Manipule la masa, incluyendo más harina según sea necesario, hasta que la mezcla sea suave y versátil, alrededor de 10 minutos.

4. En el caso de trabajar por máquina, cambie a la trampa de la masa y manipule a velocidad media-baja hasta que la mezcla sea suave y flexible, alrededor de 8 minutos. Siempre que sea deseado, manipule en la superficie de trabajo para comprobar la consistencia.

5. Dé forma a la mezcla en una bola. Mueve la masa a un enorme tazón delicadamente engrasado. Ve a cubrir la mezcla con aceite. Extienda firmemente con envoltura de saran. Dé al acceso al soporte un punto cálido hasta que se multiplique en volumen, alrededor de 60 minutos.

6. Golpea la mezcla y forma en una bola. Devolver la masa al tazón, ir a cubrir con aceite, extender y dejar ascender hasta que se multiplique una vez más, alrededor de 45 minutos.

7. Coloque un bastidor en el punto focal de la estufa y precaliente a 400 grados
   F. Engrase suavemente una enorme hoja de preparación.

8. Gire la masa sobre la superficie de trabajo. Ply,

trabajando continuamente en el prosciutto y el romero. Alisar la masa en un círculo de 12 pulgadas. A partir de un final largo, sube el estilo de movimiento de atascos. Cierre los pliegues. Detecte en una hoja de preparación, pliegue hacia abajo. Esparce libremente con envoltura de saran. Dejar ascender hasta que se multipliquen en volumen, alrededor de 30 minutos.

9. Utilizando una hoja afilada, corte 3 cortes de inclinación poco profundos en el punto más alto del pan. Prepárese hasta que el pan esté más oscuro y suene vacío cuando se toque en el último, de 35 a 40 minutos. Enfríe totalmente en una rejilla de alambre. Cuando sea deseado, encierre por papel de aluminio y guárdelo a temperatura ambiente hasta 8 horas antes de servir.

KETO EN LA CENA

Lunes: Cena: Costillas cortas de ternera en una olla lenta

Con un poco de preparación, usted tendrá una comida caliente esper te espera al final de un largo día.

Consejo de variación: servir sobre coliflor cortada en cubos o con apio.

Tiempo de preparación: 15 minutos Tiempo de cocción: 4 horas Porciones: 4

Lo que hay en él

- Costillas cortas deshuesadas o deshuesadas (2 libras)
- Sal kosher (al gusto)
- Pimienta molida fresca (al gusto)
- Aceite de oliva virgen extra (2 T)
- Cebolla blanca picada (1 qty)
- Ajo (3 dientes)
- Caldo óseo (1 taza)
- Aminoácidos de coco (2 T)

115

- Pasta de tomate (2 T)
- Vino tinto (1,5 tazas)

Cómo se hace

1. En una sartén grande a fuego medio, agregue el aceite de oliva. Sazona la carne con sal y pimienta. Dore ambos lados.

2. Agregue el caldo y las costillas doradas a la olla lenta

3. Ponga los ingredientes restantes en la sartén.

4. Hierva y cocine hasta que las cebollas estén tiernas. Unos 5 minutos.

5. Vierta sobre las costillas.

6. Se establece en 4 a 6 horas en alto o de 8 a 10 horas en mínimos.

Carbohidratos netos: 1 gramo

Grasa: 63 gramos

Proteína: 24 gramos

Azúcares: 1 gramo

EL ALMUERZO DE KETO

Jueves: Almuerzo:

Plato de Jamón y

Brie

Como un hoagie, pero mucho mejor.

Consejo de variación: esta es una situación de mezcla y coincidencia, así que experimenta con diferentes quesos y embutidos.

Tiempo de preparación: 5 minutos tiempo de cocción: Ninguno sirve 2

Lo que hay en él

- Jamón, en rodajas finas (9 onzas)
- Queso Brie (5 onzas)
- Anchoas (2/3 onzas
- Pesto verde (2 T)
- Aceitunas Kalamata (10 qty)
- Espinaca bebé (1/6 onza)
- Mayonesa (.5 tazas)
- Hojas frescas de albahaca (10 qty)

El cookboo esencial de la dieta Keto

Cómo se hace

Coloque los ingredientes en un plato con una porción de mayonesa.

Carbohidratos netos: 6 gramos De grasa: 103

gramos

Proteína: 40 gramos

Azúcares: 0 gramos

Lightning Source UK Ltd.
Milton Keynes UK
UKHW022020190421
382278UK00003B/539